HOMEOPATÍA
Y
VACUNAS

Dr. Edward Bach

HOMEOPATÍA Y VACUNAS

EDICIONES OBELISCO

Colección Salud y Vida natural
Homeopatía y vacunas
Dr. Edward Bach

1.ª edición: diciembre de 2021

Traducción: *Juli Peradejordi*
Maquetación y diseño de cubierta: *Carol Briceño*

Edita: Ediciones Obelisco, S. L.
Collita, 23-25. Pol. Ind. Molí de la Bastida
08191 Rubí - Barcelona - España
Tel. 93 309 85 25
E-mail: info@edicionesobelisco.com

ISBN: 978-84-9111-792-6
Depósito Legal: B-15.548-2021

Impreso en Podiprint

Printed in Spain

Introducción

Señor presidente:

A modo de introducción, ¿me permite confesarle lo orgulloso que me siento por haber sido invitado a pronunciar esta conferencia ante vuestra distinguida Sociedad? Aunque soy relativamente joven, he estudiado medicina alopática durante trece años y la he practicado en uno de los hospitales más importantes de Londres durante siete años, antes de ser nominado miembro de esta institución el pasado mes de marzo, de manera que he tenido la oportunidad de estudiar y practicar la medicina alopática en sus diferentes eventualidades.

No me es posible explicarles cuánto me han impresionado la ciencia de la homeopatía y los resultados que ha alcanzado. Como he tenido la oportunidad de ser testigo de estos resultados e incluso he tenido ocasión de trabajar con varios de los médicos más destacados de la antigua escuela, y como he podido ver lo suficiente en medicina para comprender su valor, y cuento con la experiencia suficiente como para convertirme en un escéptico en casi todo, puedo entregar mi ofrenda alopática ante el altar de vuestra ciencia afirmando que ustedes obtienen curaciones que la profesión médica en general no sería capaz de soñar. Una enorme cantidad de casos considerados casi incurables por los médicos alópatas se cuentan entre vuestros éxitos más brillantes, y sus resultados son tales que ningún otro hospital en Londres podría intentar igualarlos. Finalmente, confesar que me faltan palabras para describir la maravilla y el genio de Hahnemann, un gigante de la medicina que hasta la fecha no ha podido ser igualado. Puede parecer increíble que un solo hombre, hace cien años, en épocas sombrías de la medicina, haya podido descubrir no únicamente la hasta entonces increíble ciencia de los remedios semejantes, sino también el poder de las dosis potenciadas amén del método perfecto de administrar estas dosis. Pero más increíble aún es que cualquier médico científico pueda en la actualidad leer el *Organon* de Hahnemann sin comprender que está ante la obra de un gran maestro.

La observación perspicaz de los hechos, el registro minucioso de los resultados y las deducciones magistralmente obtenidas allí, deducciones que hoy ha redescubierto la ciencia, después de un siglo de trabajo, habrían hecho del *Organon* un libro extraordinario si hubiese sido escrito actualmente.

Esta noche deseo hablar de la relación entre las vacunas y la homeopatía. Antes de comenzar me gustaría plantear dos cuestiones. La primera es que no es mi intención comparar la terapia homeopática y la de las vacunas. Mi único deseo es mostrar que las vacunas son una rama moderna de la ciencia médica extraordinariamente acabada y muy relacionada con vuestros propios métodos, y que de acuerdo con los excelentes resultados obtenidos podrían ser consideradas como una confirmación moderna de las verdades de la homeopatía.

La segunda es que no pretendo juzgar las vacunas por la opinión general de cómo se utilizan hoy en día. Hablando claramente: son un fracaso desolador comparado con lo que deberían realmente ser, y esto es debido a diversas causas. Aquellos que preparan las vacunas acostumbran a carecer del conocimiento suficiente con respecto a los métodos correctos para elaborarlas, y el resultado final es, pues, un producto harto inferior a lo deseable.

Tomemos como ejemplo las vacunas comerciales, desarrolladas a gran escala por grandes empresas, comenzando por lo que se conoce como subcultivos, que son organismos criados primaria y directamente a partir de la lesión patológica sobre un medio de cultivo, y vueltos a criar en otro medio de cultivo, a menudo varias veces sucesivas, en vistas, por descontado, a conseguir un mayor rendimiento.

Un tubo de estos organismos puede proceder de París o de Estados Unidos y luego ser sembrados en cientos más, hasta que se ha abusado tanto de dichos organismos por estos métodos antinaturales, que los organismos de los cultivos posteriores difícilmente podrían ser reconocidos como parecidos a los del cultivo inicial. De esta manera se han alterado mucho, no en la forma, sino en cuanto se refiere a las posibilidades virulentas y las posibilidades patológicas.

Actualmente, los expertos no ignoran que sólo los cultivos primarios, o sea aquellos cultivos criados a partir del material patológico, son de óptimo valor. Lo que acabo de exponer, añadido a otros errores garrafales, reduce enormemente la eficacia de las vacunas que podemos encontrar en el mercado médico. Además, el facultativo que utiliza las vacunas a menudo no sabe prácticamente nada acerca de las leyes e indicaciones de la terapia de vacunación. Obtiene una dosis a partir de un farmacéutico o un bacteriólogo, recibe de ellos un mínimo de indicaciones, y aplica a ciegas dosis que probablemente harían enloquecer a un experto; repite la dosis equivocada, ya sea demasiado tarde o demasiado prematuramente y, en el mejor de los casos, obtiene un resultado muy pobre, e incluso, a veces, mejor habría sido para el paciente que las vacunas nunca hubiesen sido inventadas.

Si se considera que las vacunas requieren de un extremo cuidado y una administración competente, y mientras exista tal lastimosa confusión al respecto, los resultados que se obtengan seguirán generando serias dudas con respecto a su valor en nuestra profesión. Es como si se le sugiriera entregar arsénico a un médico alópata sin darle mayores instrucciones sobre su uso.

La relación de la terapia de vacunas con la homeopatía es muy estrecha, tanto que aparece una nueva pregunta: ¿acaso no son idénticas? A continuación, analizaré esta semejanza según los siguientes planteamientos:

- La naturaleza del remedio utilizado.
- La dosis.
- Isopáticas o homeopáticas.
- La necesidad de un remedio semejante.
- El resultado de una dosis.
- Los métodos de uso.
- Los tipos de remedios.

La naturaleza del remedio utilizado

Los remedios homeopáticos son de tres tipos:

1. *Venenos procedentes de animales e insectos.*
2. *Jugos vegetales o florales.*
3. *Sustancias inorgánicas y sus sales.*

Consideremos **el primero** de ellos. Los venenos procedentes de animales e insectos consisten en la práctica en sustancias tóxicas que derivan de la proteína, que generalmente ha sido separada en sus derivados más altos. Son albumosas (producto de la digestión incompleta de una proteína) y proteasas (derivados solubles de las proteínas, formados mediante digestión de ellas con el jugo gástrico y pancreático, y también por su hidrólisis por un ácido, álcali o fermento).

Hoy sabemos que este tipo de sustancias son muy parecidas e incluso idénticas a las toxinas de las bacterias. Sería químicamente imposible distinguir entre el veneno proteósico de serpiente, por ejemplo, y la toxina de la difteria. Estos venenos pueden dar cuenta de la anafilaxis y, cuando son administrados de forma adecuada, son capaces de causar la muerte más rápidamente que la estricnina o el ácido prúsico. Observamos, pues, que este tipo de remedios está muy cerca o incluso es idéntico a las toxinas de las bacterias.

El **segundo tipo** es el que corresponde a los jugos vegetales. También aquí hemos de realizar una reflexión. Las bacterias son proteínas por naturaleza, además de proteínas vegetales, por lo que de nuevo ha de haber una estrecha relación entre los jugos vegetales y las vacunas. No es impensable que el remedio adecuado para un caso particular pueda ser la droga que corresponde más estrechamente a la toxina causante de dicha enfermedad y que, de algún modo, neutraliza el veneno o estimula el cuerpo para superar sus efectos.

El **tercer tipo** resulta más difícil de distribuir o clasificar. Mientras que varios elementos como son el sodio, el potasio, el carbono, etc., están representados en la proteína bacteriana, hay otros como el zinc o el plomo que no entran nunca en la composición de las vacunas. Pero aquí la discrepancia podría no ser tanta como parece a simple vista, ya que elementos, tales como el fósforo presente en la proteína, pueden representar a su grupo, incluidos el arsénico y el antimonio. Por tanto, con excepción de la relativamente pequeña cantidad incluida en el tercer tipo, se descubre enseguida un parecido incluso en los compuestos de los remedios y las vacunas.

La dosis

Se ha demostrado que las vacunas tienen un efecto beneficioso cuando han sido potenciadas; esto no sólo se aplica a las vacunas autógenas que se preparan para algunos casos especiales, sino también para remedios concentrados tales como el *Influenzinum*, el *Medorrhinum*, la tuberculina (*Mycobacterium tuberculosis*), etc. Así como éstas son utilizadas en dosis homeopáticas, del mismo modo las vacunas pueden efectuar la cura en dosis similares. En las vacunas administradas en la forma convencional por jeringa hipodérmica la dosis es mayor, pero incluso en estos casos la cantidad total es muy pequeña. Por ejemplo, el peso total del colibacilo, administrado generalmente como una dosis inicial, sería alrededor de 1/200.000 mg, que correspondería aproximadamente a la potencia 7.ª u 8.ª del arsénico. Además, dado el método de preparación de las vacunas, es imposible evitar potenciarlas hasta un cierto punto, y, como acabo de decir, hasta alrededor de la 7.ª u 8.ª de manera que la potenciación desempeña un cierto papel. Se observa otra semejanza en el hecho de que la dosis perfecta varía enormemente en los distintos casos. Un caso de septicemia, por ejemplo, puede reaccionar perfectamente a una dosis de 5 o 10 milésimas de estreptococos, otro caso similar en otros aspectos puede necesitar 20, 30 milésimas o más. También en algunas enfermedades crónicas los pacientes reaccionan perfectamente a 1 milésima, mientras que otros necesitan 10 o 20 milésimas para que se obtenga la misma respuesta.

Isopáticas o homeopáticas

Queda todavía por decidir a cuál de las vacunas que acabamos de citar pertenece.

1. En modo alguno son ciertamente isopáticas ya que perdieron ciertas características de su estado original en su preparación; los organismos son incapaces de reproducirse o de reproducir toxinas, etc.

2. Los organismos en una vacuna están tan alterados que no pueden producir la enfermedad que causaban originalmente, aunque como remedios homeopáticos puedan provocar algunos síntomas. No importa cuánta vacuna tifoidea se haya administrado a un individuo, pues no ocasionará la enfermedad, aunque sí podría en algunos casos producir dolor de

cabeza, dolor de espalda y un aumento de la fiebre a partir de una dosis relativamente pequeña.

3. De nuevo, los organismos muy estrechamente aliados al germen causante de una determinada enfermedad pueden resultar beneficiosos cuando son utilizados como vacuna. De esta manera, cualquier variedad del gran número de estreptococos resulta beneficiosa en una infección producida por un estreptococo específico. Tanto, que el stock de cepas casi siempre se emplea en casos graves, aunque las distintas variedades tienen caracteres diferentes, como podemos ver en su tamaño, forma y fermentación cuando han sido probadas en azúcares diferentes. De nuevo, la inmunización con organismos tifoideos produce alguna resistencia

a la paratifoidea y otros bacilos estrechamente afines, y la sangre de los pacientes, que han tenido tifoidea o que han sido inoculados contra ella, aglutinará los sueros de los bacilos de la disentería o paratifoidea.

La necesidad de un remedio semejante

En la terapia de vacunas, como ocurre con la homeopatía, el remedio debe ser semejante. Sería inútil usar un estreptococo para curar una tifoidea, o un estafilococo para la disentería; la vacuna ha de contener gérmenes idénticos o ligados al organismo causante de un modo muy estrecho.

El resultado de una dosis

Nos encontramos aquí con la analogía más sorprendente entre los grupos de remedios.

1. La reacción a una dosis es mucho mayor en pacientes susceptibles que en pacientes no susceptibles. Si una dosis medicinal potenciada de sepia es administrada a un sujeto normal, no sucede prácticamente nada, pero en el caso de un paciente que sufre de síntomas de sepia (sepsis) la misma dosis tendrá una influencia profunda. En el caso de las vacunas, un individuo normal puede tolerar una dosis de 100 milésimas de estreptococos con poca o ninguna molestia; pero si a un paciente que sufre de neumonía estreptocóci-

ca se le administrara una dosis similar, probablemente mostraría una reacción violenta, que en muchos casos sería fatal. En la tifoidea, 500 o 1000 milésimas de bacilos se administran al individuo normal como dosis preventiva, pero en caso de estar tratando a un paciente con la enfermedad se usaría una centésima o una milésima.

2. Nuestra comparación también se sostiene en la enfermedad. Los resultados de una dosis de vacuna son los siguientes:

- Si la dosis es muy pequeña no sucede nada, o bien ocurre una leve mejoría
- Si la dosis es perfecta, la mejoría es completa.
- Si es ligeramente grande, se produce un pequeño agravamiento seguido de una mejoría
- Si es muy grande, el agravamiento persiste.

Si un centenar de casos de neumonía recibieran una primera dosis de vacuna en la forma habitual, en seis u ocho horas, la fiebre bajaría a lo normal en algunos individuos, la dosis perfecta para esos casos; en otros tendría lugar un leve aumento y luego disminuiría; en algunos únicamente veríamos un pequeño descenso en la temperatura y en otros no se manifestarían cambios. En la terapia de vacunación sabemos que cualquiera de las secuencias anteriores depende del tamaño de la dosis, y lo que hemos de lograr es determinar la cantidad perfecta. No hay duda del remedio erróneo cuando la vacuna se ha preparado a partir del paciente o se ha identificado el organismo.

Cualquiera de estos resultados puede seguir a una dosis homeopática. En las vacunas contamos con una importante señal que ayuda materialmente a juzgar la exactitud de una dosis: la reacción local, que es la hiperemia que se produce en el lugar de la inoculación. Cuando ésta es perfecta, es más o menos del tamaño de una moneda de media corona. Por lo general, una reacción local menor que ésta revela una sobredosis; si es mayor, sugiere lo contrario. Esta reacción local sirve también para determinar el tiempo que hay que esperar antes de repetir la dosis, porque siempre que la reacción local continúe siendo visible puede darse por sentado que la dosis todavía está funcionando. En casos agudos cualquier aumento de fiebre podrá asociarse con la desaparición de la hiperemia local.

Una de las mayores dificultades en la administración de las vacunas es estimar la dosis inicial, porque la medida necesaria para dar el resultado óptimo puede variar considerablemente según los casos. Por esta razón, siempre es sabio administrar una dosis que provoque poco efecto, a fin de evitar cualquier reacción severa, ya que hasta la fecha no conocemos ningún antídoto. Siempre es más fácil repetir una dosis mayor si después de algunas horas la dosis primaria parece ser demasiado pequeña, que superar los imprevisibles efectos de una sobredosis.

Los métodos de uso

Aquí de nuevo las leyes son idénticas y, si los bacteriólogos hubiesen seguido estrechamente las reglas establecidas por Hahnemann, las vacunas serían infinitamente más beneficiosas que las que se administran en la actualidad con la frecuencia, por algún método rutinario, de una vez a la semana o cada diez días. ¡Es una lástima! La guía a la hora de repetir la dosis de una vacuna es: «Nunca repetir hasta que tengamos la certeza de que ha cesado la mejoría, o después de diez o doce horas o más en casos graves, o después de semanas o meses cuando la enfermedad es crónica».

Al ignorar este principio fundamental, más de un médico ha renunciado a la vacunación por considerarla inútil. El médico que repite una vacuna de la neumonía mientras la fiebre está bajando como resultado de la primera dosis no sólo se arriesga a perder todo el valor de la primera dosis, sino que a menudo también pone en riesgo la vida del paciente. En las enfermedades crónicas, en más de un caso prometedor que ha comenzado a mejorar definitivamente, se ha arruinado toda posibilidad a causa de una repetición precipitada.

De nuevo, entonces, en los casos graves, si es necesario repetir la dosis, habrá que suministrarla cada ocho horas o más, mientras que, en los casos que sean crónicos, han de transcurrir semanas o meses antes de que pueda llevarse a cabo una repetición de forma segura.

Los tipos de remedios

Existen dos tipos distintos de vacunas: agudas y crónicas. En el caso de las enfermedades agudas, el organismo necesario para la cura es el germen particular hallado en la lesión local que ha causado la enfermedad. Así, en una neumonía, el esputo nos proporciona el germen correcto; en la cistitis, la orina; en los abscesos el pus, etc., y la inoculación de la vacuna, hecha a partir de la fuente, producirá la curación siempre y cuando el caso no haya avanzado mucho.

En las enfermedades crónicas es totalmente diferente; en estos casos no sólo no estamos ante lesiones locales, de cualquier tipo, sino ante una profunda causa subyacente que conduce al individuo susceptible a una larga enfermedad. Esta causa se halla en un veneno crónico elaborado a partir de varios organismos que viven en el tracto intestinal, de modo que en la enfermedad la finalidad es liberar al sujeto de los organismos intestinales y de sus toxinas. Resulta sorprendente, en casos antiguos, que después de que dichas toxinas han sido eliminadas por medio de una vacuna, desaparece la enfermedad crónica y se aclaran completamente las lesiones locales que habían permanecido durante diez o más años. ¡Cuánto se parece esto a los tipos de remedios homeopáticos!

La toxemia intestinal bacteriana es mucho más interesante e importante. Cuando examinamos las heces de los sujetos que sufren la enfermedad, nos encontramos con ciertos organismos que pueden considerarse anormales, y a partir de varios síntomas del paciente es posible predecir en cierta medida qué tipo de organismo se aislaría. De este modo, los individuos que padecen de temores poco corrientes –como miedo al fuego, a las alturas, a las multitudes, al tráfico– tienen casi invariablemente un organismo del grupo de los bacilos paratifoideos.

La gente muy tensa, nerviosa, ansiosa, a menudo de mirada fija, con frecuencia tiene un bacilo del grupo *Proteus*. El paciente que a simple vista parece estar en perfecto estado de salud, pero padece alguna enfermedad crónica seria, como tuberculosis, a menudo tiene organismos del tipo *coli* mutable. La gente que se da golpes y sangra con facilidad, por lo general, posee un tipo de germen de la disentería, etc. Si se aplicara una vacuna del organismo aislado, a partir de uno de estos pacientes, los resultados serían típicamente homeopáticos, como veremos a continuación.

Después de la dosis sigue un período de latencia que va de cuatro horas a seis o siete días. Más tarde, se manifiesta la reacción o agravamiento de todos los síntomas presentes en el paciente, durante unas doce horas y hasta cuatro o cinco días, o incluso más. A esto sigue la mejoría de todos los síntomas, comenzando con los últimos que puedan haber aparecido durante la enfermedad, aunque en este período los síntomas más antiguos pueden manifestarse y finalmente desaparecer después de haber estado latentes durante un largo tiempo. En los casos de artritis reumatoide y neuritis, he visto en varias ocasiones aparecer dolores durante este período en el que los pacientes señalan no haberlos padecido desde que eran niños. Estos síntomas me permiten señalarle al paciente con confianza que estamos acercándonos a una curación completa.

Tomemos como ejemplo el caso de la epilepsia. Después de la primera dosis, aunque haya sido administrada en un momento que, según la experiencia previa, no se ha anticipado ningún ataque, por lo general se produce un ataque correspondiente al agravamiento o, dicho de otro modo, una reacción. Ésta va seguida de un intervalo más largo de lo habitual para que el paciente esté libre de ataques, y la segunda dosis no se administra hasta que tenga lugar un ataque o una amenaza de ataque.

También existen puntos en común en relación con el agravamiento entre las vacunas y los remedios. Ante la aplicación de una vacuna, la reacción ideal es breve. Por lo general, ninguna reacción significa que no hay respuesta, pero tampoco un valor curativo; una reacción prolongada siempre se entiende como un caso complicado. No conozco vuestra opinión acerca del siguiente punto, pero, tras administrar personalmente las vacunas, siempre prefiero que se produzca un breve agravamiento que una mejoría instantánea, ya que, salvo algunas excepciones, creo que en el caso anterior la curación es más completa.

La toxemia intestinal corresponde de la manera más sorprendente a la *psora* de Hahnemann. Toda esa increíble lista de síntomas, tales como fatiga, pérdida de apetito, palidez, pérdida de energía, tics nerviosos que describe, se hallan presentes en un individuo que no está enfermo, según el sentido general, y quien al ir al médico resultaría que está neurótico y que sólo necesita un cambio de aires, pues está sano físicamente. Podemos probar que esos síntomas, que en realidad son precursores y pertenecen al comienzo de la enfermedad, se deben a este veneno crónico del intestino;

cuando el veneno es eliminado, el paciente supera rápidamente todos los síntomas menores.

Además, en cuanto a la enfermedad misma, si esta toxemia subyacente puede ser eliminada, ya no hay necesidad de prescribir tónicos, estimulantes o descanso; y si la enfermedad no está muy avanzada, una vez liberada del veneno, la naturaleza podrá erradicar pronto todas las lesiones. En casos de enfermedades crónicas es sorprendente comprobar cómo, después de dos o tres dosis de una vacuna obtenida a partir de un organismo simple del intestino, mejora la condición general y el paciente se restablece. He visto un caso de psoriasis, con una permanencia de siete años, desaparecer después de dos dosis, y en uno de epilepsia de siete años que tenía ataques todos los meses, estar más de doce meses libre de ataques como resultado de una inoculación.

Este tipo de vacunas son las que corresponden más estrechamente a vuestras drogas *antipsóricas* de larga acción. En las enfermedades graves, por supuesto, es necesario utilizar un remedio *antipsórico*, pero, como ustedes bien saben, el paciente ha de ser salvado del estado grave por medio de vacunas de rápida acción, o sea las vacunas hechas a partir de la lesión local, y luego puede dársele atención a las vacunas de larga acción como precaución ante una infección posterior.

Sería bastante inútil administrar una de esas vacunas tóxicas intestinales en la neumonía, por ejemplo, dado que el paciente probablemente moriría mucho antes de que pudiera observarse el beneficio de la vacuna. Pero, después de haber salvado a ese paciente por medio de una inoculación de neumococos o estreptococos, obtenidos a partir del esputo, es importante después de la convalecencia encontrar el organismo intestinal y administrar las dosis que elevarán la resistencia general contra la enfermedad en todas sus formas.

De esta manera he intentado mostrarles la extraordinaria similitud entre la rama más moderna de la ciencia médica y las enseñanzas de la homeopatía: en lo referente a la composición, en la medida de la dosis, en el resultado de una dosis, en los métodos de uso, en los tipos de remedios. A través de todo ello demostramos que existen muchas características en común. La ciencia aún puede progresar más. Se puede probar que los remedios de nuestra escuela corresponden en formas todavía desconocidas a los diferentes venenos del cuerpo enfermo; podemos demostrar que un determinado remedio para un cierto conjunto de síntomas es el que corresponde más estrechamente a la toxina o al veneno que ha provocado la aparición de tales síntomas. Puede incluso demostrarse en el tiempo de qué manera actúan los remedios y cómo son capaces de neutralizar o estimular el cuerpo para neutralizar los venenos. Mientras tanto, debería entenderse que, de una forma totalmente diferente, la ciencia actual está confirmando los principios de la homeopatía. Deberíamos honrar a Hahnemann por haberse anticipado más de un siglo a la ciencia.

En la actualidad, la actitud de la profesión médica en general es la de simplemente observar la homeopatía. Pero, como sin duda pronto ocurrirá, cuando se reconozca y aprecie en general que toda la investigación moderna en manos de los médicos alópatas está demostrando y orientándose hacia las leyes de Hahnemann, entonces la homeopatía será reconocida como la ciencia maravillosa que es.

Todos los miembros de vuestra distinguida sociedad pueden sentirse orgullosos de estar entre los pioneros y sentirse seguros de que no se desviarán ni un ápice de las leyes fundamentales de su gran fundador, porque la ciencia les está probando detalladamente el remedio semejante, la dosis única, el peligro de la repetición apresurada. Habrá una lucha entre la homeopatía antigua y la nueva; deseamos que la antigua reciba su parte del crédito, que su estandarte sea mantenido en alto y, fieles a sus enseñanzas, la nueva sea sumergida en el flujo de la ciencia que es el resultado del trabajo de Hahnemann.

Conferencia masónica sobre los principios curativos

(Conferencia ante una asamblea de masones, octubre de 1936)

Esta tarde voy a comunicaros una noticia maravillosa que, quizás, parezca casi increíble, pero que, sin embargo, es cierta y que debe proporcionar muchísima esperanza y consuelo. La noticia es la siguiente: la enfermedad se puede curar.

Con la ayuda de las plantas medicinales de las que hoy quiero hablar, no hay ya lugar para aquellas enfermedades normales que se conocen en este país y que, hasta ahora, no han podido ser tratadas. Cientos y miles de personas que padecen enfermedades, que sufren molestias y que creen que tendrán que vivir acompañados de ellas durante el resto de sus días pueden sanarse.

Primera parte

Esta tarde no quiero intentar comunicarles detalles sobre las maravillosas plantas medicinales, que son el tema de esta conferencia. Toda esa información la pueden extraer de mi libro.

Los principios básicos son los siguientes:

1. No es imprescindible en modo alguno poseer conocimientos médicos.
2. La enfermedad en sí misma no tiene ningún significado.
3. El alma es la parte más sensible de nuestro cuerpo y, por esta razón, el mejor indicador para conocer cuál es el remedio que se precisa.

4. Por este motivo, únicamente se tiene en cuenta la manera de reaccionar ante la enfermedad por parte del paciente, y no la enfermedad misma.

5. Por esta causa, el miedo, la depresión, la duda, la desesperación, la excitación, el deseo de estar en compañía o de estar solo, así como la imposibilidad de tomar una decisión, constituyen el verdadero guía que nos proporciona la información sobre la manera en que el enfermo está influenciado por su enfermedad, así como sobre el remedio que debemos emplear.

No creo que haya necesidad de informarles más acerca de las maravillosas propiedades curativas de estos remedios, basta con señalar que miles de personas han sanado cuando ya no esperaban nada más que una enfermedad que duraría toda su vida. Es interminable el número de casos que han sanado rápidamente de una enfermedad normal, y de otros tanto que han logrado evitar una enfermedad desde sus primeros estadios.

Por otra parte, estas plantas medicinales son tan famosas que no solamente se emplean en Gran Bretaña, sino también en la inmensa mayoría de los países del mundo.

El principio de la curación cuando utilizamos este método es tan sencillo que casi todo el mundo puede comprenderlo, e incluso la mayoría de las plantas pueden ser recolectadas y preparadas por uno mismo.

Segunda parte

Hermanos, nos ha sido enseñado que vive en nosotros un principio vivo e inmortal.

Durante todos los siglos de la historia de la humanidad, el hombre ha creído que existe en él mismo algo más grande y maravilloso que el propio cuerpo, algo que va más allá de la muerte. Desde tiempos inmemoriales, el hombre lo ha creído.

Todos nosotros somos conscientes de que nuestro cuerpo no es el único causante de nuestras dificultades. Nosotros no decimos: «Mi cuerpo está preocupado, o tiene miedo o está deprimido», sino más bien: «Estoy preocupado, o tengo miedo, o estoy deprimido». Del mismo modo, no decimos: «Mi mano tiene dolor», sino más bien: «Mi mano me duele».

Si únicamente fuésemos nuestro cuerpo, nuestra existencia no consistiría más que en satisfacer nuestros propios intereses y en aspirar a nuestro propio beneficio. Sólo estaríamos preocupados por nuestro propio bienestar y por satisfacer nuestras necesidades más básicas.

Pero no es así. Cada sonrisa amistosa, cada pensamiento bien intencionado y cada actitud positiva, cada hecho que se deriva del amor o compasión para con los demás, demuestra que en nosotros existe algo mayor que no somos capaces de captar con la vista. Llevamos dentro una llama de la divinidad, y en nosotros vive un principio vivo e inmortal.

Y cuanto más brille esa llama divina dentro de nosotros, tanto más irradiará nuestra vida su compasión y su amor, tanto más seremos amados por nuestros semejantes que extenderán su dedo hacia nosotros diciendo: «Por ahí va un hombre casi divino».

Además, la cantidad de paz, fortuna, alegría, salud y bienestar que experimentamos en nuestra vida depende de lo que esta llama divina pueda entrar y brillar en nuestra existencia.

Desde tiempos inmemoriales, el hombre ha prestado especial atención a dos grandes fuentes de la sanación: su Creador y las plantas medicinales que su Creador ha puesto en la naturaleza para proporcionar alivio al sufriente.

Sin embargo, hay una verdad que parecemos haber olvidado, la verdad de que las plantas medicinales de la naturaleza que han sido creadas para sanarnos trayéndonos el consuelo, calmándonos, llevándose nuestras preocupaciones y nuestros miedos, y que nos acercan a la divinidad a nuestro interior y, al residir ese aumento de la divinidad en nosotros nos sanan.

Éste es un pensamiento maravilloso, pero es absolutamente real el hecho de que determinadas plantas medicinales, al expandir el consuelo en nosotros, nos acercan a la divinidad. Eso se manifiesta siempre de nuevo cuando comprobamos que los enfermos no únicamente son sanados de su dolencia, sino que con esta recuperación también recobran la paz, la esperanza, la alegría y la compasión en sus vidas. Y, si esas cualidades estaban ya presentes, se fortalecen muchísimo más.

Por eso, durante la curación con estas plantas medicinales, en el cuerpo se observa, en pequeños pasos, que la ayuda que nos proporcionan no sólo logra sanar el cuerpo, sino que también aportan las características de la divinidad a nuestras vidas y a nuestro carácter.

Por esta razón, durante este tratamiento con las plantas medicinales se puede observar aquello que nunca ha estado en orden en nuestro cuerpo, ya que todo lo que buscamos son aquellas características del que padece que se encuentran en desarmonía con la fuente de la paz en su alma.

Por este motivo se ignoran los síntomas habituales del padecimiento, y nos concentramos exclusivamente en otros aspectos, tales como la depresión, la impaciencia, la preocupación, el temor, la incapacidad de tomar una decisión, el miedo, la duda, la intolerancia, el desprecio, etc. O sea, todas estas características que no se encuentran en la calma, la seguridad y la compasión de nuestro yo interno.

Y así como todas esas características negativas desaparecen por medio del tratamiento con estas plantas medicinales divinas, el cuerpo se recupera de nuevo, independientemente de la enfermedad de que se trate.

Parece ser así, como si en esta gigantesca civilización actual, una civilización con grandes dosis de estrés y de tensión, la perturbación interna se hubiera hecho tan fuerte que nos encontramos muy alejados de la verdadera fuente de la sanación, de nuestra divinidad. Sin embargo, nuestro Creador, que conoce todas estas cosas, tuvo compasión de nosotros y, en su eterna bondad, nos ha proporcionado un medio para curar nuestras enfermedades hasta que sean restablecidas las circunstancias que hagan posible la instauración de los verdaderos y directos remedios curativos.

Sin embargo, estos remedios de sustitución son una ayuda maravillosa, ya que, cuando se observa la alegría, la fortuna y la bondad que se incorporan de nuevo a una vida tras otra cuando éstas han sido sanadas por medio de las plantas medicinales, se demuestra, sin lugar a duda, que la bendición no sólo le fue otorgada al cuerpo.

Además, está demostrado que lo que ha proporcionado la curación es la armonía fortalecida entre el yo más elevado en nuestro interior y nuestro cuerpo exterior.

No creo que sea necesario volver a repasar más detalladamente los 38 remedios curativos. Los detalles concretos sobre estas plantas medicinales pueden extraerse de mi libro. Basta con decir que existe una planta medicinal para cada estado de ánimo que se encuentre en oposición con nuestro yo feliz y alegre. Pero sí que es necesario observar el estado anímico en el que se encuentra el paciente para proporcionarle el remedio o los remedios que lo ayudarán a apartarlo de él. Que la enfermedad se mantenga durante unos minutos o muchos años no juega ningún papel relevante: el principio es el mismo para ambos casos.

Además, se debería reflexionar una vez más acerca de lo que eso representa en nuestra vida de cada día. Casi cada uno de nosotros posee algún rasgo del carácter que se desvía de la armonía, como, por ejemplo, la depresión, la preocupación, el temor, etc. Estas plantas medicinales apartan estos estados anímicos impidiendo el desarrollo de la enfermedad no sólo prohibiéndole el acceso, sino también haciendo que nuestra vida sea más afortunada, alegre y esté llena de sentido.

¿Y qué arte, dentro de todas las artes nobles, es más grandiosa que el arte de sanar? ¿Y qué es más conveniente para la Humanidad que proporcionar alivio al sufriente y consuelo y esperanza a todos aquellos que son víctimas de la preocupación o el sufrimiento?

Estos remedios nos regalan a cada uno de nosotros el poder de realizar estos actos maravillosos, no a través de su propia fuerza, sino con la ayuda de la fuerza que el gran Creador ha depositado en cada una de estas plantas medicinales.

Índice

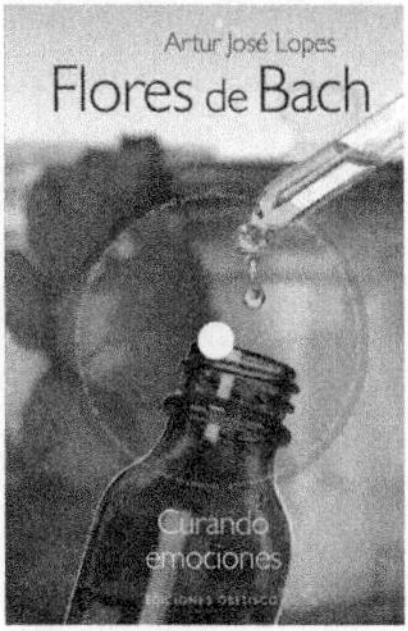

Este libro, que va acompañado de un DVD, es un magnífico manual divulgativo que explica quién fue Edward Bach, qué son las flores de Bach, para qué sirven, cómo se preparan las esencias y cómo se pueden administrar en sus diversas formas.

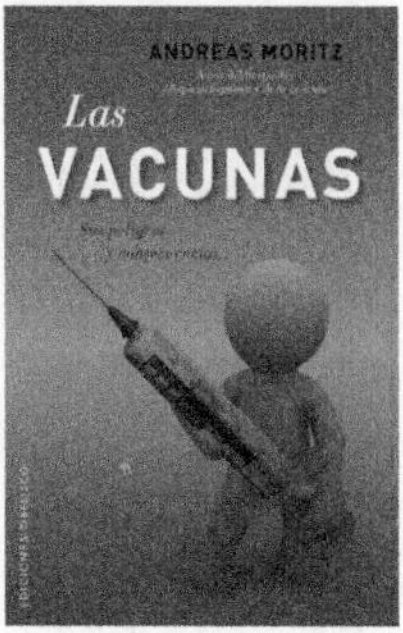

En este libro, Andreas Moritz nos acompaña en un polémico recorrido por la relación de causa y efecto que existe entre la vacunación y diversos problemas de salud, proporcionándonos de paso información confidencial sobre algo que las compañías farmacéuticas no quieren que sepamos: que las vacunas hacen más mal que bien.